AF610901

Dr VEYRIÈRES

Médecin consultant à La Bourboule

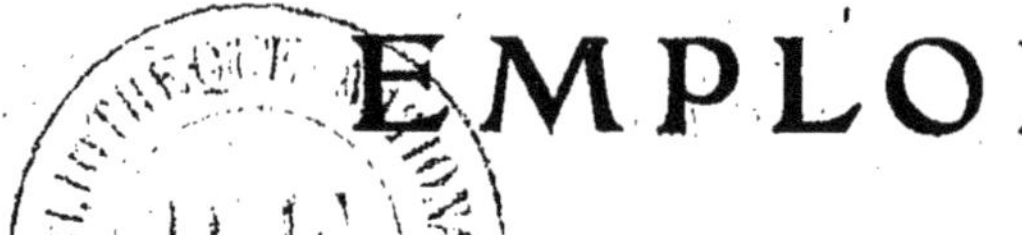

EMPLOI

DE

La Douche filiforme

DANS

LE TRAITEMENT

DE

CERTAINES DERMATOSES

PARIS

ÉDITIONS DE LA " GAZETTE DES EAUX "

3, Rue Humboldt, 3

1913

Dr VEYRIÈRES

Médecin consultant à La Bourboule

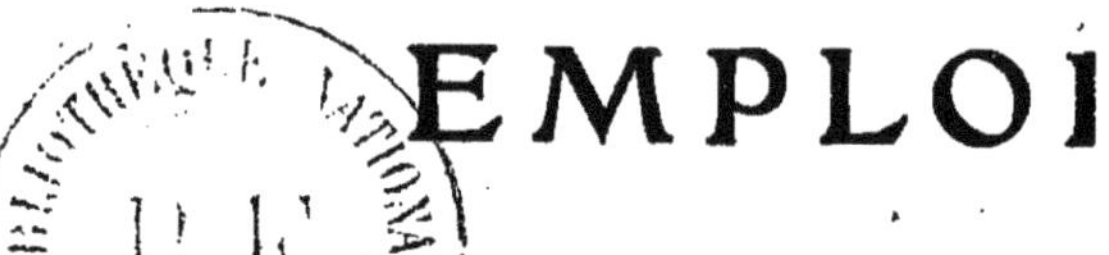

EMPLOI DE La Douche filiforme DANS LE TRAITEMENT DE CERTAINES DERMATOSES

PARIS

ÉDITIONS DE LA " GAZETTE DES EAUX "

3, Rue Humboldt, 3

1913

EMPLOI

DE

La Douche filiforme

DANS LE TRAITEMENT DE CERTAINES DERMATOSES

Par le Dr Veyrières,

Médecin consultant à La Bourboule.

Je crois bien que l'idée de traiter certaines dermatoses par la douche filiforme m'appartient en propre. Si certaines stations minérales ont quelque chose de vaguement analogue à ce que nous avons à La Bourboule, elles ne l'ont installé qu'après nous, qu'après nos essais faits à l'hôpital Broca en 1902.

Longtemps avant que nous employions notre procédé, le Dr de Laures notre confrère de Néris, avait fait construire par la maison Mathieu, un appareil avec lequel il avait créé la méthode de l'aquapuncture. Mais son appareil ne pouvait donner qu'un jet interrompu et ne permettait pas de savoir quelle était la pression utilisée. Et ni dans sa communication, ni dans aucune de celles que nous avons retrouvées (1),

---

(1) De Laures. — Annales de l'hydrologie, t. XI, p. 253.
— Bulletin de thérapeutique, 1865, t. 69. p. 36.
— Gazette des hôpitaux, 1865, p. 503.
— Bulletin de l'Académie de médecine, 1866-67, p. 322-324.
— Gazette des hôpitaux, 1869, p. 501-507.

Servazan. — Thèse Paris, 1872, nº 99.
— Bulletin général de thérapeutique, 1872, p. 234-236.

Sirédey. — Bulletin de thérapeutique, 1873, t. 84, p 467.
— Gazette des hôpitaux, 1874, p. 946.

Cambus. — Des injections hypodermiques d'eau froide. Thèse Montpellier, 1877.

Verrier. — L'aquapuncture ou *douche filiforme* en gynécologie et en neuropathologie. Revue méd. chirurg. des maladies des femmes, Paris, 1875, p. 202-208.

il n'est question de l'emploi de l'aquapuncture dans le traitement des dermatoses ; la méthode n'est jamais recommandée que pour le traitement des névralgies.

Appareils employés

A La Bourboule, pour donner nos douches, nous utilisons tout simplement la canalisation qui alimente les appareils à pulvérisation ; canalisation dans laquelle la pression est de six atmosphères. Cette pression de six atmosphères est obtenue par le jeu d'une pompe à action directe. Pour éviter les variations de pression qui résultent de l'incompressibilité de l'eau, une cloche à air, interposée sur le circuit de refoulement, fait fonction de régultateur de pression. A la sortie de la cloche à air, la conduite d'eau forme un long serpentin placé dans un réservoir d'assez grandes dimensions, dont l'eau est maintenue par l'arrivée d'un jet de vapeur à une température suffisante pour éviter toute variation dans la température de la douche. Des manomètres et des thermomètres, placés à proximité des appareils, permettent de contrôler facilement, et de manière continue, température et pression.

Notre excellent ami Michel, ingénieur de la compagnie, a bien voulu étudier pour nous un appareil permettant de donner la douche filiforme en dehors des établissements spéciaux. Un de ces appareils, placé en 1902 à l'hôpital Broca, nous a donné pleine satisfaction comme résultats thérapeutiques, mais son manque de robustesse ne lui a permis qu'une trop courte existence ; nous venons d'en installer, à Saint-Louis, un qui durera assez longtemps pour qu'on puisse y contrôler nos résultats de La Bourboule et étendre probablement les indications de la méthode.

Cet appareil, que nous appelerions volontiers l'appareil domestique, se compose essentiellement :

1° D'un compresseur d'air (A) rappelant la pompe à gonfler les pneumatiques d'automobile, mais qui pourrait être remplacé par tout autre système à commande mécanique, ou par une bouteille à air comprimé munie d'un détendeur. Ce compresseur permet de remplir, par l'intermédiaire du tube de caoutchouc (E) et des clapets (X), le réservoir d'air (B) que l'on comprime jusqu'à six atmosphères.

2° Du réservoir (B) accumulateur d'air comprimé.

3° D'un récipient (C) destiné à recevoir le liquide destiné à la douche.

4° D'un bain marie (D) chargé de maintenir le liquide de

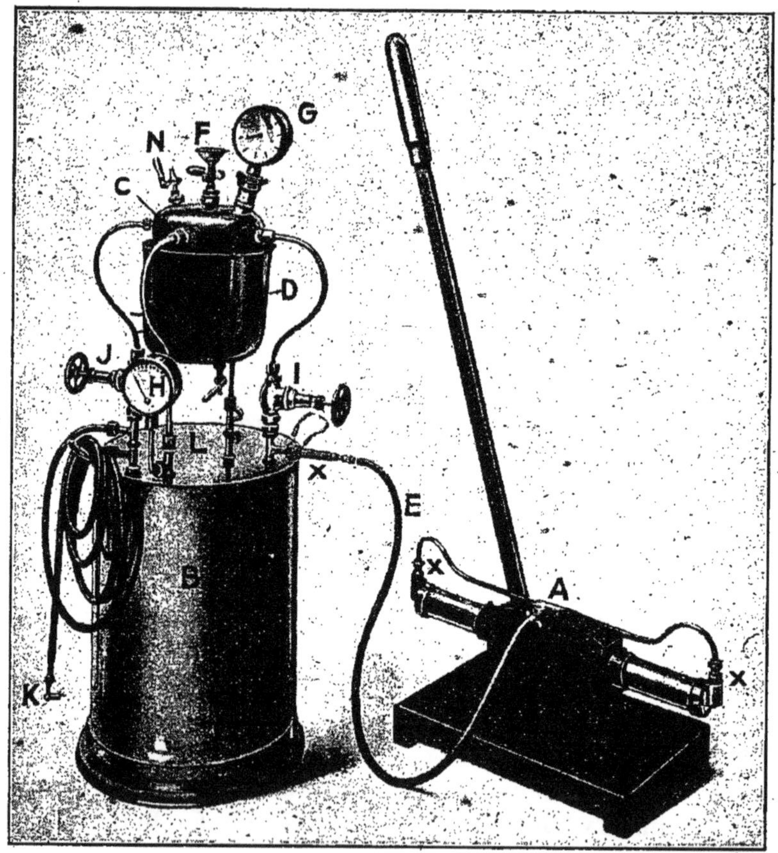

la douche à une température constante. L'eau de ce bain marie est portée et maintenue à une température suffisante à l'aide d'un bec à gaz ou d'une simple lampe à alcool reposant sur la partie supérieure du réservoir B.

5° D'un pyromètre à cadran (G), dont la tige plonge dans le récipient (C), qui permet de surveiller la température du liquide employé.

6° D'un manomètre (H) qui indique la pression de l'air accumulé dans le réservoir B.

L'entonnoir (F) sert à introduire, dans le réservoir (C), le liquide à employer ; l'ouverture du robinet d'évacuation d'air (N) facilite le remplissage.

Quand le pyromètre indique qu'on a dans le récipient C la température, quand le manomètre indique qu'on a dans l'accumulateur d'air B la pression qu'on souhaite, l'ouverture du robinet (I) met en communication l'accumulateur d'air B avec le récipient à liquide C, et l'ouverture du robinet J permet l'arrivée du liquide dans un tuyau de caoutchouc terminé par le jet filiforme (K).

La douche filiforme

Ce que j'appelle la douche filiforme (le mot ne m'appartient pas ; je l'ai retrouvé dans la bibliographie de l'aquapuncture) est une douche :

A forte pression, puisque nous utilisons en général 5 atmosphères, et que, dans certains cas, on devrait, je crois, se servir d'une pression plus forte.

A jet très mince, puisque, suivant le but poursuivi, nous employons des jets allant de un quart de millimètre à un millimètre au maximum.

Les jets en métal ou en bronze s'usent vite ; il faut les remplacer aussitôt que leur lumière devient irrégulière ; ou mieux, n'employer que des jets dont l'extrémité est faite en agathe, en rubis ou tout autre pierre dure.

Dans toutes les applications, il nous a paru qu'il y avait avantage à user d'un liquide à 45° ou environ. Une température plus basse permettrait de supporter une pression plus forte, le résultat serait moins bon, je crois.

A pression et à température égale, on a, avec le jet le plus fin, une action plus violente mais plus superficielle, on se rapproche de l'aquapuncture. Avec les jets plus volumineux, une action moins destructive, mais plus en profondeur, une sorte de massage.

Le jet doit être dirigé perpendiculairement à la surface à traiter, et tenu à une distance de 20 à 25 centimètres. Il ne faut pas promener le jet sur la région, mais attaquer à fond successivement chaque point de sa surface.

La durée de l'application sur chaque point variera suivant le volume du jet, la nature de la lésion, le plus ou moins de résistance des tissus et le résultat immédiat constaté ; c'est affaire d'expérience pratique.

On ne peut pas faire d'applications journalières, sauf dans les cas où on évite toute excoriation : prurits circonscrits, névrodermites, sclérodermie en plaques, psoriasis inveterata ou parakeratoses lichenifiés ; mais alors le jet d'un demi ou même d'un millimètre suffit surtout si on emploie une température de 55°.

Ces applications, du moins celles qui sont faites avec le jet le plus fin, sont désagréables sinon douloureuses dans les cas ou on cherche l'exulcération. Mais la douche filiforme la plus brutale est encore moins pénibles qu'une séance de scarifications. Et, comme pour les scarifications, il semble bien que la première séance soit la plus pénible.

Même, lorsqu'on ne recherche pas l'action destructive, on a assez souvent de légères phlyctènes, surtout sur certaines peaux et lorsque le liquide employé est un peu trop chaud. Leur guérison complète ne demande jamais plus de quarante-huit heures avec, comme seule thérapeutique, un simple poudrage.

A La Bourboule, notre installation étant branchée sur la conduite qui alimente tout le service des pulvérisations et humages, il nous était à peu près impossible de faire varier la pression et la température. Avec une installation plus spécialisée, on pourrait utilement, je crois, commencer la séance avec une température et une pression inférieures à celles que nous avons indiquées, et qu'on augmenterait peu à peu au cours de l'application.

Résultats cliniques

J'ai employé la méthode contre :

1° Les télangiectasies de la couperose.

2° Les plaques sourcilières de la kératose pilaire rouge.

3° Les prurits localisés et les plaques de névrodermite chronique circonscrite.

4° Le prurit et les lichenifications dans un cas se rapprochant du lichen polymorphe ferox.

5° Certaines manifestations du lichen plan.

6° Un cas de slérodermie en plaques multiples.

7° Des lupus érythémateux à forme torpide, type herpes cretacé.

8° Des plaques lichenifiées de psoriasis et de parakétarose psoriasiforme.

Télangiectasies de la couperose

Résultat toujours bon, en général rapide.

Suivre avec le jet le plus fin le trajet des veinules ; et si on veut aller vite, ne pas craindre d'aller jusqu'à la déchirure de ces veinules, surtout aux points où elles sont le plus dilatées. Il peut rester en ce cas, si on y regarde de très près, une légère apparence cicatricielle, mais ne dépassant guère comme importance celle que laisserait une scarification moyennement faite.

Si, ce qui est banal, les télangiestosies se présentent sur une nappe rouge, il est bon d'attaquer d'abord, au début de la séance, toute la région, mais avec le jet moyen. Le massage profond que l'on obtient alors décongestionne la région et est peut-être suffisant pour amener l'oblitération d'une partie au moins des veinules.

Je n'ai jamais eu à traiter, et le regrette fort, de télangiectasies consécutives à des applications radiologiques. Je reconnais qu'en pareil cas il faudrait être prudent. Mais j'ai employé sans inconvénient et avec quelque avantage la douche filiforme sur une ancienne plaque de radiodermite restée très douloureuse.

Plaques faciales de kératose pilaire rouge

J'en ai traité un seul cas, un peu régulièrement. Vingt jours de traitement n'ont pas suffi pour amener une guérison ; mais l'amélioration était très suffisante pour me faire regretter de ne pas pouvoir pousser plus loin l'expérience. Mon impression est que dans ces cas, la guérison demanderait plus de temps que dans les cas de couperose télangiectasique, mais j'ai la croyance que l'on arriverait à un résultat très satisfaisant.

Prurits localisés et plaques de névrodermite chronique circonscrite

C'est le triomphe de la méthode ; je n'ai jamais eu que des succès, et des succès rapides. J'ai une telle confiance dans le résultat que de parti pris je n'emploie plus jamais, conjointement à la douche, ni nitrate ni pommades ; je me contente de faire ; dans l'intervalle des séances, recouvrir la plaque d'un morceau d'emplâtre de diachylon. Le prurit cesse en général dès les tout premiers jours ; je n'ai jamais vu la lichenification disparaître complètement en vingt jours, mais d'après les renseignements que j'ai eus, elle achève de disparaître en peu de semaines pour peu qu'on accepte de tenir la plaque recouverte d'un banal emplâtre.

Contre les névrodermites circonscrites, contre les prurits localisés, un jet moyen suffit, surtout si la peau du malade tolère une température élevée. S'il y a une lichenisation épaisse, il faut se servir d'un jet plus fin et ne pas se laisser effrayer par les légères exulcérations qu'on peut avoir alors.

Le prurit disparaît pendant la douche ; dans nombre de cas, on peut se contenter d'une douche tous les deux ou trois jours ; dans d'autres cas, une application journalière est indispensable.

Il y a pourtant un prurit circonscrit contre lequel je n'ai guère réussi : celui du scrotum. La douche, dans cette région, a été mal supportée, probablement parce que trop énergique. En cas pareil, il faudrait, je crois, employer de l'eau très chaude, un jet moins fin, et seulement une pression de 3 atmosphères, ou au moins tâter le malade avant d'arriver à 4.

Lichen plan localisé

Comme les autres prurits localisés, celui du lichen plan cède vite ; les papules récentes et peu volumineuses disparaissent bien plus rapidement, ce me semble, que par l'emploi des emplâtres ou des pommades mercurielles. Si les papules sont anciennes et plus volumineuses, il faût les attaquer isolément avec le jet le plus fin et arriver à l'exulcération. J'ai pu, par le procédé, faire disparaître de très anciennes papules de lichen obtusus ; il reste une cicatrice à peine perceptible. En tous ces cas, l'emploi de la douche filiforme me paraît très supérieur à celui des anciens procédés ; avec elle fait-on mieux ou moins bien qu'avec la neige carbonique. Je n'en sais rien.

J'ai soigné seulement deux cas de lichen plan buccal. Dans cette région, l'emploi de la douche est certainement pénible, et dans aucun des deux cas la guérison n'était complète au bout des sacramentels vingt et un jours de cure. Les deux malades sont revenus la saison dernière se soumettre de nouveau à leur traitement ; évolution de la maladie, ou résultat d'une première cure ils étaient notablement améliorés. La nouvelle cure les a-t-elle complètement guéris, je n'en sais rien.

Lichen polymorphe ferox

Le cas que nous avons en vüe n'était pas un cas de lichen polymorphe ferox type. Les éléments lichénifiés n'étaient pas isolés ; ils étaient à peu près aussi volumineux que celui du véritable lichen ferox, mais au niveau de plaques de lichénification ; l'affection remontait à de nombreuses années et les prurits étaient aussi horribles qu'ils auraient pu l'être dans le lichen ferox type. Le malade, qui estimait n'avoir jamais été soulagé que par les douches filiformes, avait fait construire, pour son usage habituel, un appareil qui, pendant deux ans, lui a rendu de sérieux services : celui dont nous disposons maintenant à Saint-Louis.

Sclérodermie en plaques multiples

Un seul cas, chez une fillette de 4 ans. La guérison complète a été obtenue après deux cures ; nous nous garderons bien de l'attribuer uniquement à nos douches données avec le jet le plus gros, mais pendant la première cure, l'amélioration avait été si considérable qu'il nous semblait permis de l'attribuer au moins en partie au traitement local.

Lupus érythémateux

J'ai obtenu la guérison complète de quatre cas de lupus érythémateux à évolution torpide et toujours avec belle cicatrice. Cette année-ci, sur un confrère qui avait un lupus en pleine évolution, très congestif, et évoluant sous cette forme depuis quatre ans, j'ai eu un échec complet. On arrivait bien à modifier les anciens éléments, mais l'affection continuait à s'étendre malgré un traitement énergique de la bordure des plaques. Je prévoyais du reste ce résultat et le confrère savait ce que je pensais. La méthode me semble très bonne, mais seulement dans les cas de lupus érythémateux fixe, de lupus torpide, de lupus du type herpès crétacé.

Dans le traitement de la plaque de lupus érythemateux, il faut arriver à l'exulcération, par conséquent employer le jet le plus fin et une pression d'au moins 5 atmosphères.

Dans mes cas à succès, j'ai eu des résultats rapides puisque dans quatre cas sur cinq, le résultat a été complet en une cure. Dans un cas qui couvrait toute une moitié du visage, il m'a fallu quatre cures, mais chaque année nous nous approchions de plus en plus de la guérison, et pendant l'intervalle des cures, on ne faisait aucun traitement. Ces divers malades avaient été soignés par des confrères connaissant à fond toutes les ressources de la dermatologie.

Je ne sais si ces résultats ont mieux valu que ceux qu'on aurait obtenus avec la neige carbonique ou l'air chaud, mais la douche filiforme est infiniment moins douloureuse et la cicatrisation de ses exulcérations bien autrement rapide, puisqu'il est très rare qu'elle nécessite plus de trois à cinq jours.

Plaques lichénifiées de psoriasis et de parakératose psoriasiforme

Je n'ai pas du tout la prétention de faire de la douche filiforme un procédé de traitement habituel du psoriasis, mais nous avons tous rencontré de loin en loin de ces plaques sur lesquelles rien ne mord et qui se lichénifient à jet continu ; c'est dans ces cas, dans des cas de psoriasis inveterata à plaques peu nombreuses que j'ai trouvé dans la douche filiforme un adjuvant très utile. En ajoutant l'emploi de la douche à celui des goudrons, j'ai vu disparaître complètement de ces plaques qui résistaient depuis des années aux procédés classiques.

Inutile, en pareille circonstance, d'employer un jet très fin ; il est meilleur de se servir d'un jet plus volumineux pour pouvoir donner une douche plus longue et d'user d'un liquide plus chaud, entre 50 et 60. Ces douches devront, autant que possible, être journalières et il ne faut pas rêver d'un résultat très rapide.

En plus des quelques dermatoses contre lesquelles j'ai eu l'occasion d'employer la douche filiforme à La Bourboule, je réclame pour la méthode :

1° Les télangiectasies post radiothérapiques ;

2° Peut-être les nœvus vasculaires plans ;

3° Les acnés colloïdiennes ;

4° Les acnés lupoïdes et peut-être les folliculites décalvantes et les pseudo pelades ;

5° Les chéloïdes cicatricielles, surtout celles qui sont le siège de douleurs ;

6° Les acnés à grosses papules profondes, les acnés furonculeuses, surtout sur peau très séborrhéique, sur peau semblant infiltrée ;

7° D'assez nombreuses formes, peut-être de lupus tuberculeux, et spécialement je crois, les variétés à lupomes apparents et peu profonds, les lupus excédens ou vorax. Je ne prétends pas que la méthode doive à elle seule amener la guérison complète, mais elle détruirait je crois, les lupomes, et dans les cas de lupus excédens ou vorax, dilacérerait les tissus malades à la mode des scarifications avec moins de douleur.

Je pense du reste (mon expérience est encore trop peu étendue pour que je me permette de l'affirmer) qu'à côté de la douche filiforme, telle que je l'ai employée jusqu'à présent, il y a place, en dermatologie, pour des douches locales très différentes. J'ai certainement amélioré des acnés de la face avec des douches à quatre kilos, dont le jet avait de 1 à 2 millimètres de section ; et j'ai bien cru voir que des douches avec des jets de même dimension et des pressions de 2 à 3 kilos étaient une aide précieuse dans le traitement de pas mal de psoriasis et d'eczématisations chroniques. Ces douches agissent probablement comme une sorte de massage, mais comme un massage qui modifie la circulation locale tout autrement que pourrait le faire un massage manuel. L'emploi de ces douches exige malheureusement pas mal de temps, et use une quantité d'eau assez considérable pour exiger des installations spéciales.

*
* *

Depuis un mois que ma communication a été écrite, l'appareil de Saint-Louis fonctionne régulièrement les mercredi et samedi au pavillon Brocq, où chacun peut le voir et constater les résultats obtenus. Déjà on a traité d'autres dermatoses que celles que j'avais eu l'occasion de traiter à La Bourboule ; les résultats dépassent en plusieurs cas ce que j'espérais, mais la pratique nous a amené à perfectionner ou à modifier certains détails de la technique que certainement il faut varier suivant les cas à traiter.

Si j'ai pu, soit à La Bourboule, soit à Saint-Louis, voir à peu près ce qu'on peut attendre de la douche filiforme, c'est grâce à l'aide précieuse que m'a partout donnée M. Guertjau ; il n'est que juste que je lui laisse la part qui lui est due.

Issoudun. — Imprimerie H. Gaignault, 15, rue Victor-Hugo.

www.ingramcontent.com/pod-product-compliance
Ingram Content Group UK Ltd.
Pitfield, Milton Keynes, MK11 3LW, UK
UKHW020413250726
13967UKWH00006B/2625

9 782012 942356